AF322084

SUR

L'ANESTHÉSIE CHIRURGICALE

HYPNOTIQUE

—

Note présentée à l'Académie des Sciences,

Le 5 décembre 1859.

Suivie d'une lettre adressée au rédacteur en chef du MONITEUR DES SCIENCES MÉDICALE ;

PAR

M. PAUL BROCA,

PROFESSEUR AGRÉGÉ A LA FACULTÉ DE MÉDECINE,
CHIRURGIEN DES HOPITAUX, ETC.

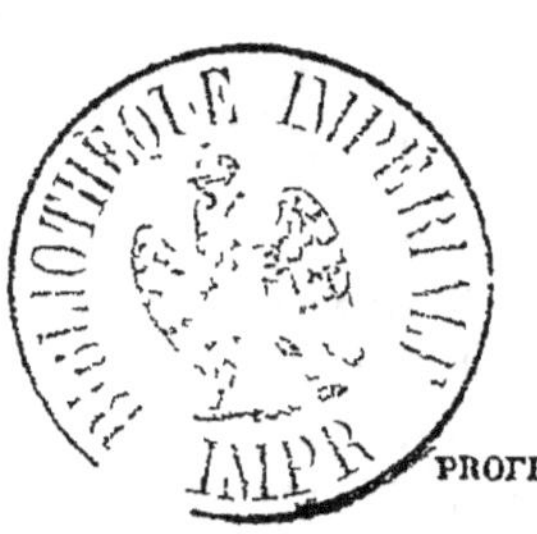

PARIS

IMPRIMERIE DE A. HENRY NOBLET,

30, rue du Bac.

—

1859

NOTE

SUR

L'ANESTHÉSIE CHIRURGICALE

HYPNOTIQUE

Adressée à l'Académie des sciences, le lundi 5 décembre 1859.

La découverte des moyens anesthésiques est peut-être le plus grand progrès de la chirurgie de notre siècle ; mais parmi les agents qui ont été employés jusqu'à ce jour, il n'en est aucun qui soit sans dangers. Beaucoup de malades ont péri tout à coup pendant l'inhalation du chloroforme, de l'éther ou de l'amylène ; d'autres ont succombé quelques instants plus tard, sans qu'aucun moyen ait pu les rappeler à la vie. Ces funestes accidents se sont produits entre les mains des opérateurs les plus prudents et les plus éclairés, et un chirurgien éminent a pu dire sans exagération : « Toutes les fois « qu'on a recours à l'anesthésie, la question de vie ou de mort se « trouve posée ! »

La méthode que je viens soumettre au jugement de l'Académie diffère entièrement de celles qui l'ont précédée. Je ne prétends pas qu'elle soit appelée à les supplanter ; j'ignore si elle sera applicable dans tous les cas ou seulement dans certains cas déterminés : c'est le secret de l'avenir ; mais ce que je puis dire dès aujourd'hui, c'est que cette méthode, n'introduisant aucune substance dans l'économie, me paraît absolument inoffensive.

Il y a déjà plus de 15 ans que M. James Braid a publié un ouvrage sur ce qu'il a appelé l'*hypnotisme* ou *sommeil nerveux*, considéré dans ses rapports avec les phénomènes attribués au magnétisme animal. M. Braid annonçait le fait suivant : Lorsqu'on place un objet brillant au-devant de la ligne médiane du visage, à une distance de 8 à 15 pouces anglais, et qu'on invite le sujet de l'expérience à fixer continuellement les yeux sur cet objet, de manière à produire dans les muscles oculaires et palpébraux une contraction permanente, on voit survenir au bout de quelques minutes un état singulier analogue à la catalepsie. Les membres, soulevés par l'expérimentateur, conservent pendant un temps assez long toutes les positions qu'on leur donne ; les organes des sens, excepté celui de la vue, acquièrent en même temps une sensibilité exagérée, et enfin une période de torpeur ou de sommeil nerveux, dont la durée est variable, succède à cette période d'excitation.

L'ouvrage de M. Braid, analysé par M. Carpenter dans l'article Sleep de la *Cyclopedia of Anatomy and Physiology* de M. Todd, a eu quelque retentissement en Angleterre, mais il est presque inconnu en France, et le *Dictionnaire de médecine* de MM. Ltitré et Robin est peut-être la seule publication française (je ne parle que des écrits scientifiques) où la découverte de M. Braid soit mentionnée. L'article *Hypnotisme* de ce dictionnaire renferme une description abrégée des phénomènes indiqués dans l'article déjà cité de M. Carpenter.

Je n'avais aucune connaissance de ces faits singuliers lorsque, il y a trois jours, mon ami M. Azam, professeur suppléant de clinique chirurgicale à l'Ecole de médecine de Bordeaux, les signala à mon attention. M. Azam est, je pense, le premier et le seul observateur français qui ait répété les expériences de M. Braid. Les résultats nombreux qu'il a obtenus et qu'il a bien voulu me communiquer sont extrêmement remarquables. Je lui laisse le soin de les publier.

En analysant avec lui les phénomènes cérébraux qui constituent l'hypnotisme, l'idée me vint de chercher si les personnes hypnotisées ne pourraient pas devenir insensibles à la douleur des opérations, comme le seraient sans doute certains cataleptiques, comme l'ont été, dans quelques cas, les sujets soumis aux pratiques du magnétisme, et notamment la dame opérée il y a longtemps déjà par M. Jules Cloquet. M. Azam approuva beaucoup cette idée, et m'engagea à lui donner suite, en ajoutant qu'il avait plusieurs fois pincé la peau des individus hypnotisés sans provoquer la moindre douleur.

Je résolus donc de tenter l'expérience, mais auparavant je voulus m'assurer par moi-même de la réalité des phénomènes de l'hypnotisme. Dès le lendemain, je plaçai un petit flacon doré devant les yeux d'une dame de 40 ans environ, quelque peu hystérique, qui gardait le lit pour une légère indisposition, et qui me parut convenir parfaitement pour un premier essai. Je lui laissai croire que mon intention était simplement d'examiner ses yeux, et je l'invitai à regarder fixement le flacon qui était situé à 15 centimètres. environ au-devant de la racine du nez. Au bout d'environ trois minutes, ses yeux étaient un peu rouges, son visage immobile, ses réponses lentes et difficiles ; je lui pris la main et je la plaçai au-dessus de sa tête ; le membre resta suspendu dans l'attitude où je l'avais mis. Je donnai aux doigts les situations les plus extrêmes, qu'ils conservèrent sans changement jusqu'à la fin de l'expérience. Enfin, je pinçai la peau sur plusieurs points avec une certaine force sans que ma malade parût s'en apercevoir. Je jugeai inutile d'aller plus loin, et, pour faire cesser cette catalepsie provoquée, je fis, suivant les indications que je tenais de M. Azam, une friction sur les yeux, suivie d'une insufflation d'air froid sur le front. Aussitôt la dame revint à elle, et, quoique, pendant l'expérience, ses réponses eussent été parfaitement raisonnables, elle ne parut se souvenir ni de ce qu'elle avait dit, ni de ce que je lui avais fait.

J'ai pensé, d'après ce résultat, qu'en poussant plus loin l'hypnotisme, je pourrais obtenir une insensibilité suffisante pour permettre d'exécuter sans douleur de courtes opérations ; et mon collègue M. Follin, à qui j'ai fait part de mes espérances, a bien voulu me donner rendez vous à l'hôpital Necker, pour opérer avec moi une malade de son service.

Hier, 4 décembre, à trois heures de l'après-midi, nous sommes allés ensemble à cet hôpital. Avant de procéder à l'opération, nous avons cherché à provoquer les phénomènes de l'hypnotisme chez deux jeunes filles convalescentes. Ces deux essais préalables ont eu lieu dans une chambre particulière, en présence de la religieuse de la salle.

Chez la première jeune fille, l'état de catalepsie a été promptement obtenu. Nous nous sommes servis d'une lorgnette simple en métal argenté. Au bout de deux minutes, nous avons pu donner aux bras et aux jambes de la jeune fille diverses attitudes qu'un athlète vigoureux pourrait à peine garder pendant quelques minutes, et qu'elle a conservées sans la moindre gêne pendant sept minutes. J'ai pincé assez fortement la peau de l'avant-bras sans provoquer ni douleur ni changement d'attitude. Puis la jeune fille, qui était assise, a incliné la tête en avant comme si elle allait dormir. C'est alors que je l'ai réveillée. Elle ne se souvenait de rien et n'éprouvait aucune fatigue.

Notre seconde jeune fille, plus vive et plus intelligente que l'autre, a fixé longtemps le cylindre métallique sans résultat décisif. Elle a été, dit-elle, sur le point de s'endormir au bout de trois ou quatre minutes, et, à ce moment, nous avons pu donner à ses bras et à ses jambes diverses attitudes qui ont été gardées assez longtemps. Mais le sujet n'a pas perdu connaissance, et, en prolongeant l'expérience, nous n'avons pu aller au delà des effets légers que nous avions tout d'abord obtenus. J'ajoute que le jour baissait dans la chambre, que le corps métallique était peu éclairé, et c'est peut-être une des causes de notre insuccès.

Malgré cet échec, encouragés par le résultat de notre premier essai, et par le souvenir de mon succès de la veille, nous avons soumis la malade que nous allions opérer à une méthode qui pouvait échouer sans doute, mais qui nous paraissait du moins tout à fait inoffensive, et nous avons obtenu du premier coup un succès des plus saisissants.

Il s'agissait d'une femme de vingt-quatre ans, entrée à l'hôpital pour une vaste brûlure du dos et des deux membres droits, et atteinte, en outre, d'un abcès volumineux et extrêmement douloureux de la marge de l'anus. Épuisée par la douleur, et d'ailleurs fort pusillanime, elle redoutait beaucoup une incision dont elle comprenait la nécessité. Après avoir placé son lit en face d'une fenêtre, je lui ai annoncé que j'allais l'endormir. Nos autres malades avaient cru simplement qu'elles étaient le sujet d'observations ophthalmoscopiques; celle-ci a été prévenue de ce qu'on voulait lui faire, et cette condition, au dire de M. Braid, serait favorable au succès des expériences.

J'ai placé ma lorgnette à 15 centimètres en avant de la racine du nez, en deçà par conséquent des limites de la vision distincte, et la malade, pour fixer cet objet, a été obligée de loucher fortement en dedans. Les pupilles se sont aussitôt contractées. Le pouls, déjà rapide avant l'expérience, s'est d'abord un peu accéléré, puis, presque aussitôt, il est devenu beaucoup plus lent. Cet affaissement du pouls s'était déjà manifesté d'une manière bien claire sur nos deux premiers sujets. Au bout de deux minutes, les pupilles commencent a se dilater. Nous élevons le bras gauche presque verticalement au-dessus du lit; ce membre reste immobile. Vers la quatrième minute les réponses sont lentes et presque pénibles, mais, du reste, parfaitement sensées. La respiration est très-légèrement saccadée. Au bout de cinq minutes, M. Follin, à l'insu de la malade, pique la peau du bras gauche, qui est toujours dans la situation verticale; rien ne bouge. Une nouvelle piqûre plus profonde, qui fait sortir une gouttelette de sang, passe égalemement inaperçue. On élève le bras droit, qui reste suspendu en immobilité, comme le gauche; on soulève alors les couvertures, on écarte les membres inférieurs pour mettre à découvert le siége de l'abcès; la malade se laisse faire, en disant toutefois avec tranquillité qu'on va sans doute lui faire du mal. Enfin, sept minutes après le début de l'expérience, pendant que je continue à tenir l'objet brillant au-devant des yeux, M. Follin pratique sur l'abcès une large ouverture qui donne issue à une énorme quantité de pus fétide; un léger cri, qui dure moins d'une seconde, est le seul signe de réaction que donne notre malade. Il n'y a pas eu le moindre tressaillement, soit dans les muscles de la face, so t dans les muscles des membres. Les deux bras sont restés sans le moindre ébranlement dans l'attitude qu'ils conservent depuis plusieurs minutes.

Deux minutes plus tard, la pose est toujours la même; les yeux sont largement ouverts, un peu injectés, le visage immobile comme un masque, le pouls exactement comme au moment de notre arrivée, la respiration parfaitement libre; mais l'opérée est toujours insensible. Le talon gauche qu'on soulève au-dessus du lit reste suspendu en l'air ; les deux membres supérieurs sont toujours dans la même attitude. Il est digne de remarque que, le matin encore, la malade, tourmentée par ses brûlures, ne pouvait se retourner dans son lit qu'avec beaucoup de douleur et de difficulté.

J'enlève le corps brillant placé au-devant des yeux, l'insensibilité et l'immobilité cataleptique persistent toujours : je fais sur les yeux une friction légère et une insufflation d'air froid ; l'opérée fait quelques petits mouvements; on lui demande si on lui a fait quelque chose ; elle répond qu'elle n'en sait rien. Du reste, ses trois membres sont toujours suspendus immobiles dans les attitudes qu'on leur a données. Il y a déjà plus de treize minutes que le bras gauche est dans la situation verticale; M. Follin pratique sur ce bras une piqûre qui amène une gouttelette de sang; la malade ne s'aperçoit de rien, et ses doigts mêmes restent entièrement immobiles.

Enfin, 18 à 20 minutes après le début de l'expérience, et plus de 12 minutes après l'opération, je fais sur les yeux une friction plus forte que le première, et j'insuffle sur le visage une plus grande quantité d'air froid. Cette fois la malade se réveille presque subitement. Ses deux bras et sa jambe gauche se relâchent à la fois et retombent tout à coup sur le lit; puis elle se frotte les yeux et reprend toute sa connaissance. Elle ne se souvient de rien, et s'étonne d'apprendre qu'elle est opérée. Son état est comparable, jusqu'à un certain point, à celui des individus qui sortent du sommeil anesthésique ordinaire, avec cette différence, toutefois, que le réveil a été beaucoup plus prompt, sans agitation et sans loquacité.

Au bout de quelques instants, elle se plaint de souffrir un peu dans la plaie qu'on vient de lui faire ; mais cette douleur est très-modérée.

La période d'anesthésie, que j'ai interrompue en réveillant la malade, a duré au moins 12 à 15 minutes.

J'ajoute que M. le directeur de l'hôpital Necker a assisté à notre expérience.

Il y a eu quelque différence entre les phénomènes que nous avons observés et ceux qui ont été décrits par M. Braid. Mais je ne me propose aujourd'hui ni d'étudier ces phénomènes ni d'en apprécier la portée physiologique. Cette espèce de magnétisme sans fluide, dépouillé de toute pratique mystérieuse, me paraît de nature à jeter quelque lumière sur les prétendus effets du prétendu fluide magnétique. Faut-il croire avec M. Braid que l'hypnotisme soit le résultat de la fatigue qu'entraîne la contraction permanente des muscles de l'appareil oculaire? Faut-il y voir un effet de la congestion des sinus veineux de la base du crâne, comme l'injection des conjonctives permet peut-être de le supposer, et faut-il comparer cet état à celui que provoque la compression des carotides ou plutôt des jugulaires? Ces questions théoriques ne m'occuperont pas ici. Je veux me borner à faire ressortir l'importance chirurgicale du fait que je soumets à l'Académie. Un état d'insensibilité complète, obtenue aussi rapidement qu'à l'aide du plus puissant des agents anesthésiques, et pouvant se prolonger pendant plus de 10 minutes, permettrait de pratiquer sans douleur et avec une entière sécurité la plupart des opérations. Il ne s'agit plus que de savoir si tous les individus sont susceptibles d'être plongés dans l'anesthésie hypnotique, et si la période d'insensibilité pourra toujours durer assez longtemps.

Nous savons déjà par les expériences de M. Braid, et par celles de M. Azam, que l'hypnotisme n'est pas, comme le somnambulisme spontané ou provoqué, le privilége plus ou moins précieux d'un petit nombre de sujets. M. Braid paraît même n'avoir trouvé aucun sujet réfractaire ; mais, s'occupant plutôt des phénomènes de catalepsie que des phénomènes d'anesthésie, il a pu considérer comme positifs des résultats qui seraient négatifs pour des chirurgiens. On a vu qu'une de nos jeunes filles a résisté au sommeil ; cela tient peut-être à quelque condition vicieuse de l'expérience ; mais une pratique qui, entre nos mains inexpérimentées, a pleinement réussi trois fois sur quatre à produire l'anesthésie, semble dès maintenant devoir réussir chez beaucoup de sujets, et s'il en était ainsi, l'anesthésie hypnotique serait appelée sans doute à rendre d'utiles services à la chirurgie.

Lettre adressée, le 10 décembre 1859, à M. le rédacteur en chef
du *Moniteur des sciences médicales*.

Mon cher ami,

Puisque vous me faites l'honneur de reproduire textuellement, d'après le journal *le Cosmos*, la note que j'ai adressée à l'Institut lundi dernier 5 décembre, je vous prie de vouloir bien publier en même temps quelques mots de rectification.

Lorsque j'ai rédigé ma lettre au président de l'Académie des sciences, je ne connaissais pas l'ouvrage de M. Braid, qu'il m'avait été impossible de me procurer à Paris. Il y avait trois jours seulement que M. Azam, en me faisant part de ses curieuses expériences, m'avait parlé de cet ouvrage, et, à défaut du texte original, il m'avait invité à lire l'article *Sleep*, écrit par M. Carpenter pour la *Cyclopedia* de M. Todd. C'était dans cet article que j'avais pris connaissance des recherches de M. Braid, et, comme il n'y est nullement question de l'application de l'hypnotisme à l'anesthésie chirurgicale, j'avais pu croire que cette application était nouvelle.

Dans la communication que j'ai faite le 7 décembre à la Société de chirurgie, je me suis empressé de rectifier cette erreur. M. Azam, que j'avais revu la veille, m'avait appris que, dès 1842, on avait pratiqué, en Angleterre, au moins une opération à la faveur de l'anesthésie hypnotique ; il croyait se souvenir que cette opération était une amputation de jambe ou de cuisse, et qu'elle avait été pratiquée par un chirurgien nommé M. Wood.

C'est dans ce sens que j'ai parlé à la Société de chirurgie, et je me suis empressé de renoncer à toute prétention de priorité. Aujourd'hui, ayant pu prendre connaissance de l'ouvrage de M. Braid, grâce à la complaisance de M. Azam, qui a bien voulu faire venir son exemplaire de Bordeaux, je me suis assuré que M. Braid a réellement pratiqué plusieurs opérations sur des individus hypnotisés. Il a pu arracher six dents dans douleur, ponctionner un abcès de la région frontale et opérer un pied bot, presque sans douleur. L'anesthésie hypnotique a donc reçu, dès 1842, des applications chirurgicales; sous ce rapport, les souvenirs de M. Azam étaient bien exacts. Quant à l'amputation qui a été pratiquée à la même époque, elle n'a point été faite sur un individu *hypnotisé*, mais sur individu *magnétisé*. C'est M. Ward qui l'a exécutée, et il en a donné la relation à la Société médico-chirurgicale de Londres. La petite confusion commise par M. Azam est d'autant p us excusable, que ce cas d'anesthésie *mesmérique* se trouve relaté et discuté dans une longue note de l'ouvrage de M. Braid (pages 152 à 156). C'est là que M. Azam en a pris connaissance, et il est bien naturel que ce souvenir se soit confondu dans son esprit avec celui des opérations qui ont été faites à la faveur de l'anesthésie hypnotique.

J'aurai donc sur ce point une nouvelle rectification à faire dans la prochaine séance de la Société de chirurgie. Au surplus, la nature des opérations est peu importante au point de vue historique. Le but de cette lettre est de rendre à M. Braid, aux yeux de ceux qui ont lu ma communication, une priorité qui lui appartient de plein droit, et, pour m'exécuter jusqu'au bout, je vous demande la permission d'insérer ici la traduction des deux passages où M. Braid a parlé de l'hypnotisme considéré sous le point de vue de l'anesthésie chirurgicale.

L'ouvrage de M. Braid (1) se compose de deux parties : la première est presque exclusivement physiologique. C'est là que l'auteur étudie les phénomènes de l'hypnotisme chez les personnes en état de santé, et les rapports qui existent entre ces phénomènes et ceux qu'on attribue au fluide magnétique. Il y trace l'histoire de sa découverte, discute les opinions qui ont été émises sur le mode d'action de son procédé, et termine en résumant ainsi les faits qu'il vient de décrire :

Chap. VII, p. 250. « Avant de clore la première partie de ce traité, je présenterai un court résumé de ce que je considère comme démontré par l'exposition précédente. 1° L'effet de la fixation continuelle de l'esprit et des yeux par la méthode et dans les circonstances

____

(1) James Braid, *Neurypnology or the Rationale of Nervous Sleep considered in relation with Animal Magnetism.* London, 1843, in-12, p. 150.

que j'ai indiquées est de jeter le système nerveux dans une nouvelle condition, accompagnée d'un état de somnolence et d'une tendance à faire surgir, suivant la manière de procéder, une variété de phénomènes très-différents de ceux qu'on observe soit dans le sommeil ordinaire, soit dans la veille. 2° Il y a d'abord une période de vive excitation de tous les organes des sens spéciaux, excepté la vue, et un grand accroissement de la puissance musculaire; après quoi les sens s'émoussent incomparablement plus que dans le sommeil naturel. 3° Dans cet état on peut diriger ou concentrer l'énergie nerveuse, l'augmenter ou la déprimer à un degré remarquable, et on peut le faire à volonté, soit localement, soit dans tout le corps. 4° On peut exciter ou abattre à un degré surprenant la force et la fréquence des battements du cœur et la circulation locale ou générale. 5° On peut régler et contrôler la tonicité et l'énergie musculaires d'une manière remarquable. 6° On peut produire des changements rapides et importants dans la circulation capillaire et dans toutes les sécrétions ou excrétions, ainsi que le démontre l'analyse chimique. 7° Cela permet de guérir un grand nombre de maladies qui étaient presque ou tout à fait incurables par les traitements ordinaires. 8° *Cette méthode peut être utilisée pour modérer ou empêcher entièrement la douleur pendant les opérations chirurgicales.* 9° Pendant l'hypnotisme, en appliquant la main sur le crâne et la face, on peut exciter certaines manifestations mentales et corporelles qui varient suivant les parties touchées. »

J'aurais pu me borner à reproduire la huitième conclusion; mais il m'a paru que les autres ne seraient pas sans intérêt pour vos lecteurs. La seconde partie de l'ouvrage de M. Braid (p. 161 à 260) est relative aux applications thérapeutiques de l'hypnotisme, et se compose presque exclusivement de 66 observations recueillies sur des individus atteints de maladies très-diverses : faiblesse de la vue, myopie, taie de la cornée (!), surdité, surdi-mutité, fausseté de l'oreille, perte de l'odorat, tic douloureux, paralysie du mouvement et du sentiment, aphonie complète, rhumatisme aigu ou chronique, musculaire ou articulaire, contraction irrégulière des muscles, coxalgie, migraines, irritation spinale, épilepsie, déviation de la taille, maladies du cœur (avec hydropisie), dyspepsie, eczéma, impétigo, contractures diverses ; telle est, dans l'ordre suivi par l'auteur, l'énumé-ration des maladies qu'il a traitées et guéries par l'hypnotisme. Je m'abstiens de toute critique. M. Azam, qui se propose de publier une édition française du livre de M. Braid, avec additions et commentaires, se chargera, sans doute, de réduire à leur juste valeur certaines observations véritablement excentriques. Le médecin de Manchester, comme la plupart des inventeurs, s'est laissé aller à exagérer singulièrement les résultats de sa découverte; l'hypnotisme entre ses mains est devenu une sorte de panacée ; et il n'est pas douteux qu'il a attribué à sa méthode beaucoup d'effets qui se sont produits par l'action du temps. — Témoin, cette taie qui couvrait plus de la moitié de la cornée, et qui se résorba pendant le traitement hypnotique, laissant la cornée « si transparente, qu'il fallait y regarder de très-près pour découvrir les restes de l'ancienne opacité. » (Observ. VI, p. 173.)

C'est au milieu de cette longue liste d'applications thérapeutiques que figure le passage suivant, relatif à l'anesthésie chirurgicale. Il est placé, je ne sais pourquoi, entre les *maladies du cœur* et la *dyspepsie*, p. 250-253. Je le traduirai aussi littéralement que possible, dût la correction du style en souffrir.

« En considérant le pouvoir de l'hypnotisme pour émousser les sensations morbides, je signalerai son pouvoir pour soulager ou empêcher entièrement la douleur des opérations chirurgicales. Je suis tout à fait certain que l'hypnotisme est capable de jeter le patient dans un état tel que la douleur de l'opération ne sera pas du tout perçue, ou sera grandement atténuée; suivant le temps employé et la manière de procéder. Ainsi, j'ai moi-même *arraché des dents sans douleur à six malades hypnotisés*, et à plusieurs autres avec si peu de douleur qu'ils ne savaient pas que leurs dents étaient extraites... Mon ami et confrère M. Gardom a dernièrement appliqué ma méthode en arrachant une dent très-solide; le malade ne manifesta aucun signe de douleur pendant l'opération, et quand il revint à lui, il ignorait entièrement que l'opération fût faite. M. Gardom a arraché une seconde dent à ce même malade, puis une à un autre malade, sans qu'ils s'en soient aperçus. Je pense toutefois que pour assurer ce résultat, il est tout à fait nécessaire que le patient, au moment où il s'asseoit, ignore que l'opération va être pratiquée *séance tenante*; sans cela, la distraction d'esprit résultant de cette cause peut le rendre incapable d'être hypnotisé assez profondément pour devenir tout à fait insensible. L'observation suivante vient à l'appui de cette opinion.

« Obs. LIX.— M. Walker me fit venir et me dit qu'il éprouvait un violent mal de dents, qu'il voulait se faire arracher sa dent, mais qu'il avait tellement souffert précédemment en subissant des opérations semblables qu'il ne s'y résoudrait pas cette fois à moins d'être hypnotisé. Il avait été fréquemment hypnotisé et était hautement accessible à cette influence. Je lui dis que je serais très-heureux d'essayer, mais que je ne pourrais réussir à supprimer *totalement* la douleur s'il ne pouvait détourner son esprit de la pensée *de l'opération*. Il s'assit, et fut rapidement hypnotisé, mais je ne pus produire ni *la rigidité* des membres, ni *l'insensibilité au pincement*, qu'on obtenait d'ordinaire si rapidement chez lui. Il me raconta que tout avait marché comme de coutume jusqu'à *un certain moment*, mais qu'il commença alors à se dire : « Maintenant il va me mettre l'instrument dans la bouche, » et qu'à partir de ce moment les effets de l'hypnotisme n'avancèrent plus. La douleur était dissipée, et nous nous quittâmes. Le soir il me fit venir de nouveau, et j'essayai une seconde fois avec le même résultat. Alors je le réveillai, je lui dis que je ne pouvais pas l'amener à *l'insensibilité complète*, et que j'allais, par conséquent, lui arracher sa dent maintenant qu'il était éveillé. J'arrachai la dent, il en eut conscience; mais il éprouva si peu de douleur qu'il ne voulait pas croire que l'opération fût faite. Je lui demandai alors de se laisser hypnotiser une fois de plus; et il *devint rigide et insensible à un haut degré, en moins de temps que je ne l'avais vu chez lui jusqu'alors*. De ce fait et de plusieurs autres j'infère que, lorsqu'on veut pratiquer une opération *tout à fait sans douleur* dans l'état hypnotique, on doit demander le consentement du patient pour l'opérer *une fois ou l'autre*, mais qu'il ne faut pas lui laisser connaître *quand* on l'opérera; sans cela ou échouerait le plus souvent.

« Qu'on puisse toutefois opérer avec *très-peu* de douleur, même dans le *premier* degré de l'hypnotisme, des malades qui comptent sur l'opération, c'est ce qui est tout à fait certain, comme cela résulte de l'observation que je vais rapporter (obsv. LX). J'ai aussi exécuté d'autres opérations dans des circonstances semblables et avec des résultats semblables, c'est-à-dire avec une douleur *grandement diminuée*, quoique non *entièrement supprimée*.

« OBSERV. LX.—Une dame avait un abcés dépendant d'une maladie de l'apophyse orbitaire du frontal. On donna issue au pus par une petite ponction ; l'ouverture se réunit par première intention, et fut ouverte de nouveau, quand il le fallut, avec la lancette. Elle souffrit tellement à chaque occasion, qu'elle m'invita à l'hypnotiser ; quoique je n'eusse pas osé pousser l'hpynotisme très-loin à cause de l'état du cerveau, elle supporta l'opération sans se plaindre. Une fois je voulus savoir ce qu'elle éprouverait si je l'opérais *sans l'hypnotisme :* le résultat fut si douloureux, que je résolus désormais de toujours l'hypnotiser pour ces opérations, et alors tout alla bien.

« OBS. LXI.—Un adulte, atteint aux deux pieds de la pire variété de pied bot varus, eut le premier pied opéré sans hypnotisme, et l'autre dans ie premier degré de l'hypnotisme. L'avantage de cette dernière opération, quant à la douleur présente et quant aux résultats ultérieurs, fut très-remarquable. J'ai opéré jusqu'ici plus de 300 pieds bots, et je puis affirmer que je n'ai jamais obtenu un résultat aussi satisfaisant que celui-là. »

Ici se termine le passage relatif à l'anesthésie chirurgicale. Ce n'est pas aujourd'hui le jour des commentaires; je m'abstiens donc de toute réflexion critique sur cette soixante et unième observation et sur les 300 cas de pieds bots qui y sont rapportés si sommairement.

Agréez, etc.   Paul BROCA.

Imprimerie de A. HENRY NOBLET, 30, rue du Bac.

9 782019 302573